por qué sufrimos
DOLOR DE ESPALDA

Dra. ROMIN

Este libro es informativo. Consulte siempre a su médico de confianza.

ÍNDICE

INTRODUCCIÓN

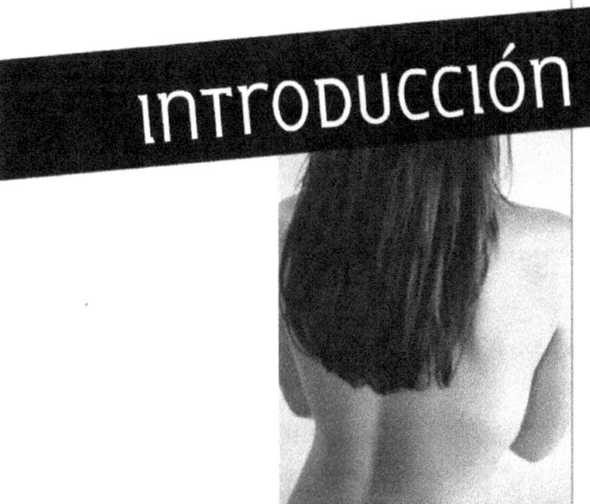

El dolor de espalda se ha convertido en uno de los malestares que más aqueja a la población mundial. Las estadísticas señalan que 8 de cada 10 personas sufrirán malestares en su espalda en algún momento de su vida. Este mal, si bien puede comenzar a cualquier edad, se da especialmente entre los 30 y los 50 años.

Esta afección se presenta débil o fuerte y se manifiesta como un pinchazo que puede extenderse hasta las nalgas o las rodillas. Puede provocar dolor agudo o punzante, puede aparecer como un "hormigueo" o puede dar la sensación de rigidez e impedir movilizarse bien.

La espalda está sometida a diversos esfuerzos y sobre ella recargamos la presión cuando nos paramos mal, nos sentamos en forma impropia, dormimos incorrectamente ubicados o hacemos esfuerzos desmedidos, entre otros malos hábitos.

Pero, además de verse alterada por movimientos físicos, la espalda es sometida a una acumulación de estrés que muchas veces no se pone de manifiesto en el momento, sino que puede demorarse la aparición del dolor. La espalda sufre contracturas, tensiones, dolores, calambres y otras dolencias que son producto de la carga de estrés y complicaciones de la vida cotidiana.

En estas páginas vamos a conocer las causas y los síntomas de los dolores de espaldas, los ejercicios y cambios de hábitos favorables; detallaremos diversas técnicas terapéuticas, como los masajes y la quiropraxia.

causas

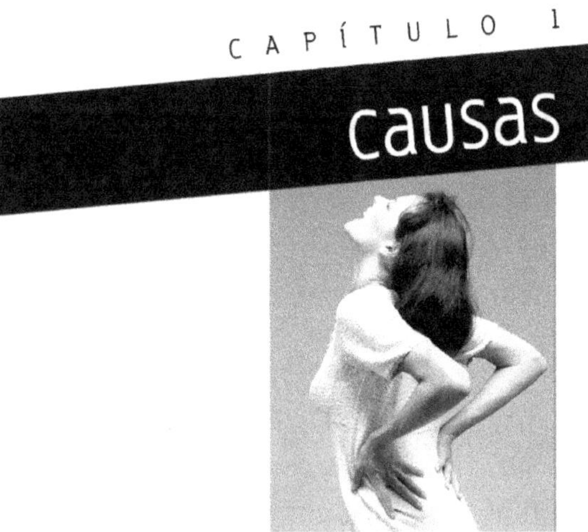

¿Qué es el dolor de espalda?

El dolor de espalda es un malestar que se origina por una contractura muscular, traumatismo o deformidad de la columna que se va agudizando con los años.

Puede aparecer en cualquier lugar de la columna, desde el cuello hasta la zona lumbar. Puede localizarse en una pequeña zona o extenderse a un área amplia que afecte a toda la espalda.

Tipos de dolores

El dolor de espalda es una de las afecciones que más ha crecido en los tiempos actuales. Los esfuerzos, los trabajos forzados, el estrés, el mal descanso y otros males cotidianos crean las condiciones necesarias para que se presenten malestares.

Básicamente el dolor de espalda puede ser de tres tipos:

MECÁNICO

Es el que se produce por el rozamiento de las articulaciones, los ligamentos o los músculos de la espalda. ¿Cómo se manifiesta? Se prolonga desde la parte más baja de la espalda irradiando a las nalgas hasta la parte superior de los muslos. Es un dolor no muy agudo que suele aparecer luego de permanecer un tiempo en cuclillas lavando el auto o cortando el pasto, luego de ir a gimnasia y levantar peso o de acomodar cajas en el garaje, etcétera.

POR PINZAMIENTO

Este es provocado por la irritación del nervio debido a una estrechez espinal o una hernia de disco. El nervio ciático controla los movimientos de los músculos y las sensaciones de las piernas, puede provocar un entumecimiento en ellas, con punzadas, produciendo dolor.

Este dolor se produce desde uno de los dos lados de la parte central de la espalda o debajo de la caja torácica. No es tan común como los anteriores ya que se produce por problemas renales. Generalmente viene acompañado por la decoloración de la orina y un dolor en la micción.

Las causas

Exceptuando las razones puramente médicas –de las cuales también hablaremos– los dolores de espalda se producen por diversas causas que, en muchos casos, pueden ser evitables.

Entre las principales causas mecánicas, podemos nombrar:

* malos hábitos y condiciones de trabajo
* estrés y agotamiento
* esfuerzos bruscos
* mal estado físico
* malas posturas
* falta de ejercicios
* prolongados períodos de exposición a la vibración producida por vehículos o maquinarias industriales
* mal dormir
* traumatismos
* ciertos deportes (esquí, levantamiento de pesas, etc.)

Entre las causas médicas producidas por enfermedades podemos mencionar:

- infecciones renales
- osteoporosis
- artrosis de columna
- espondilitis
- hernia de disco
- tumores
- exceso de nicotina. Los fumadores son muy propensos a sufrir dolores de espalda ya que la nicotina disminuye el flujo de sangre a las vértebras.

Alguna de estas enfermedades son más comunes en los individuos mayores y, por lo tanto, los ancianos tienen mayor riesgo de padecer dolor lumbar.

Algunas situaciones particulares como la depresión, la ansiedad, el alcoholismo o el divorcio, se han asociado al dolor lumbar. La carga emocional y la tensión que producen episodios de este tipo son factores que el médico no debe dejar de atender a la hora del análisis.

Como vemos, el dolor de espalda tiene múltiples causas, incluyendo degeneración de las vértebras, infección, tumor, sobrecarga y traumatismos. No es una alteración fácil de diagnosticar puesto que la causa principal puede originarse en tejidos blandos, en el hueso, en el disco intervertebral o en los nervios que inervan estas estructuras.

Los agentes estresantes son múltiples por la acción de factores externos e internos capaces de producir un impacto en nuestro sistema defensivo. Entre las causas y los motivos más comunes podríamos mencionar:

* Los agentes biológicos

* Los agentes climáticos

* Los agentes químicos

* Los agentes sociales

AGENTES BIOLÓGICOS

Enfermedades, acontecimientos ligados a procesos de daño sobre el cuerpo o enfermedad.

Además de desgastarse de manera normal con el paso de los años, el cuerpo está expuesto a decenas de ataques que afectan su funcionamiento como regímenes alimentarios o una vida sin actividad física.

La artrosis y otras patologías de carácter reumático u óseo tienden a afectarnos cuando la edad se eleva; estas causas naturales aumentarán nuestra predisposición al estrés ya que disminuyen nuestra capacidad de adaptación y exigen mayor esfuerzo al organismo para realizar cualquier tarea. Todas las enfermedades merman nuestra capacidad de adaptación al medio y exigen una mayor inversión de energía. Esta situación nos es devuelta en forma de estrés, lo que a la vez alimenta otro tipo de enfermedades crónicas, como el colesterol o la diabetes. También el iniciar repentinamente una rutina de ejercicios de alta intensidad puede ser un elemento estresante que nos demandará un esfuerzo de adaptación importante incluso estando muy preparados para ello.

AGENTES CLIMÁTICOS

Las inclemencias de los cambios climáticos, exceso de frío o exceso de calor; las incomodidades prolongadas en este aspecto son agentes generadores de estrés.

Las temperaturas o situaciones climáticas extremas son factores de estrés, capaces de hacer reaccionar a nuestro sistema vegetativo de manera excesiva produciendo reacciones de estrés. Además de las presiones diarias, el agente climático es uno de los que más se ha desarrollado en los últimos años y, posiblemente, uno de los que más esté influyendo en la actualidad. El innegable cambio del clima que afecta a todas las regiones (períodos de sequía, abundancia de lluvias, inundaciones, desborde de ríos y lagos, caída de granizo, aumento de la temperatura promedio, modificación de las estaciones, etcétera) junto a los mismísimos cambios que genera el propio hombre (calor en los ómnibus, trenes y demás medios de transporte, frío en las oficinas, exceso en los aires acondicionados y calefactores) predisponen a la acumulación de estrés.

AGENTES QUÍMICOS

Uso y abuso de sustancias que alteran el normal funcionamiento del organismo, como alcohol, tabaco o drogas.

La contaminación ambiental, los alergenos suspendidos en el aire y el uso indebido de sustancias como el alcohol, el café, el tabaco y las drogas, pueden afectar nuestra capacidad de adaptación al medio favoreciendo la aparición de reacciones desmedidas, que sumadas a otras son capaces de alterar el buen funcionamiento del organismo.

AGENTES SOCIALES

Exceso de trabajo, conflictos o demandas familiares excesivas, situaciones conflictivas de pareja, divorcios, mudanzas, etc.

Los seres humanos desde nuestro nacimiento, y a partir de la interacción con los demás, armamos una estructura de personalidad que si bien nos permite erigirnos en personas, a la vez nos atrapa en maniobras de conducta que deberíamos "desaprender" para dejar de tensionarnos continuamente. Esta estructura de personalidad nos es muy útil porque nos permite reaccionar de un modo fácil frente a situaciones cotidianas, pero, como dijimos, cristaliza formas de respuesta que aplica a gran velocidad, aunque no siempre sean las adecuadas. No hemos tenido un entrenamiento para desarrollar nuestra personalidad como un mecanismo capaz de resolver problemas con eficacia y de adoptar la solución más adecuada ante la perspectiva que se nos presenta.

Es necesario aclarar que las personas no somos todas iguales ni reaccionamos de igual manera frente a una situación estresante o ante los síntomas del estrés.

Además, los seres humanos actuamos de acuerdo con pautas que nos enseña, y de algún modo impone, el medio cultural en el que vivimos. O sea que de ninguna manera podemos universalizar el estrés, lo que tenemos que tener siempre en cuenta son las formas culturales del grupo en el que el sujeto se encuentra y sus características psíquicas.

Cada cultura tiene un patrón de respuestas en relación con la muerte, la enfermedad, la realización personal o los vínculos, y es desde este lugar que cada persona adaptará las respuestas posibles ante la presión del entorno. Cuantas menos opciones tengamos, tendremos más estrés, de modo que el poder abrir nuestra mente a nuevas formas de pensar y mecanismos más diversos para enfrentar las situaciones, así como el poder aprender técnicas que nos ayuden a despejar nuestra mente y a aliviar nuestros músculos nos permitirá evitar la fase del estrés crónico, que conlleva riesgos serios para nuestra salud.

Causas externas que producen estrés

Es difícil aunque no imposible que un solo factor estresante llegue a generar una respuesta excesiva de estrés. Lo más habitual es que se trate de una serie de factores que se van acumulando y que desencadenan en el síntoma patológico.

Cuando pasa el tiempo y no se ha relajado el cuerpo que ha sido expuesto a un factor estresante, la adrenalina y las hormonas vertidas en la sangre nunca bajan su caudal; el cuerpo va acumulando tensión; los músculos se convierten en "almacenadores" de la tensión; y existe una sobrecarga permanente e innecesaria que, si bien muchas veces es ignorada, o no es percibida por la persona, afecta el estado de vigilia, ya que el agotamiento que produce disminuye la energía que necesitamos para las cosas simples y cotidianas.

Los problemas de la tensión muscular (la espalda y el cuello) terminan afectando al sistema circulatorio debido al sobreesfuerzo que está realizando continuamente el corazón para vencer la resistencia que impone la musculatura sobre las arterias y que las hace rígidas.

Y, como nuestro cuerpo es una estructura de sistemas interrelacionados entre sí, no es posible que los problemas de un sistema, como el circulatorio, no afecten, más tarde o más temprano, a todos los demás sistemas del organismo. Así sucederá en cadena con el resto de los sistemas por lo que una simple carga de estrés, si no es corregida y combatida a tiempo, puede desencadenar problemas más graves y serios.

La tensión y las dificultades que se nos presentan instalan la presión sobre nosotros; nuestros músculos responden de manera inmediata, tensionándose; el cuerpo nervioso decodifica esta sensación de peligro que expresan estos músculos y una emoción negativa invade todo el cuerpo.

Para hacer una síntesis de estas observaciones, podríamos decir que existe un aspecto positivo y uno negativo dentro del estrés.

El estrés negativo es el que nos afecta y nos daña. Es aquel que produce un esfuerzo excesivo o superior al que nuestro organismo se encuentra acostumbrado. Es decir, genera reacciones que aumentan los funcionamientos normales produciendo aceleración en el ritmo cardíaco, tensión muscular, hiperactividad y otras que ya describimos o que mencionaremos luego. Podemos decir que el organismo, por lo general, puede superar el estrés positivo y que pierde el equilibrio de alguna forma cuando padece una situación de estrés negativo.

Cuando hablamos de estrés "positivo" nos referimos a aquella visión que manifestamos al comienzo, sobre la reacción positiva que provocaba el estrés, que llevaba al hombre a reaccionar de manera equilibrada para la lucha o la huída que le permitía defenderse sin desequilibrar el funcionamiento orgánico. En este estado el cuerpo es capaz de enfrentarse a las situaciones repentinas e incluso obtiene sensaciones placenteras. Este buen funcionamiento de nuestro sistema de alerta nos permite experimentar el mundo como un lugar para explorar y disfrutar.

El estrés "positivo" es asimismo un estado de conciencia, en el cual pensamiento, emoción y sensación parecen organizarse para proporcionar un efecto general de alegría, satisfacción y energía vital.

Diferentes tipos de estrés

Teniendo en cuenta su forma de inicio, su duración, los daños que produce en el organismo y la manera de erradicarlo, existen dos tipos de estrés: el agudo y el crónico.

ESTRÉS AGUDO

Llamamos estrés agudo a aquel que se presenta en un momento de tensión extrema, como puede ser: la enfermedad de un familiar al que tenemos que cuidar; junto a las vacaciones de nuestro socio comercial al que debemos reemplazar y aumentar nuestras responsabilidades en el trabajo; sumado a que nos hemos peleado con nuestra pareja y que nuestro hijo no ha alcanzado a aprobar la evaluación final.

Esa carga de ansiedad producirá en la persona la sensación de que "yo no puedo con todo esto sobre mis espaldas..."

En un caso como este, al que seguramente ya nos hemos enfrentado de una u otra manera salvando las diferencias o los problemas, se pueden producir reacciones de dos tipos:

- tomar más fuerzas para luchar.
- buscar una escapatoria.

Si optamos por el primer camino, podemos superar la crisis (aquí podríamos pensar que no era tan grave) o generar una expectativa mayor y no poder cumplir con todos esos desafíos. En este caso sentiremos una desazón aún más grande, pues entenderemos el estado de estrés en el cual estamos inmersos y, al mismo tiempo, lo aumentaremos por la angustia de no haber concretado lo que nos habíamos propuesto.

Si el camino elegido fue la escapatoria, es probable que no incrementemos el nivel de estrés, pero seguramente dejaremos cuentas pendientes por allí y, más tarde o más temprano, volverán a la carga sobre nuestro cuerpo y el estrés será más perjudicial.

ESTRÉS CRÓNICO

Existen situaciones en las cuales un cuadro de estrés agudo comienza a hacerse permanente y la persona se acostumbra a convivir con el estrés, dando paso a un estado que reviste mayor gravedad y que se llama "estrés crónico". Es decir, cuando las tensiones, las presiones y las angustias comienzan a convertirse en perpetuas y forman parte de nuestra forma de vida.

Cuando una persona ha caído en una permanente situación estresante, además de perjudicar gravemente su vida, provoca una disminución continua de sus defensas y de su sistema nervioso, generando, al mismo tiempo, una gran debilidad ante cada agresión de agentes biológicos, químicos, sociales o climáticos, es decir, exponiendo el cuerpo a ser más propenso al estrés.

Ese estado crónico de estrés se manifiesta en un principio como un estrés agudo, empeora, se agudiza en todos los órdenes y, posteriormente, da inicio a otro tipo de molestias, en este caso, físicas: dolores estomacales, gastrointestinales, de cabeza; calambres en las piernas, puntadas y dolores en el pecho y la espalda casi constantes; vómitos, temblores, fuertes sacudidas antes de dormir, etcétera.

Todos esos síntomas son manifestaciones corporales de que estamos expuestos a una situación de estrés crónico.

¿Cómo darnos cuenta?

El conocimiento que cada uno posee de su cuerpo hace que podamos percibir los síntomas corporales y mentales que sufrimos ante una situación estresante. Ansiedad, nervios, malestar estomacal o alteraciones en el sueño son problemas que podemos distinguir por nuestros propios medios. Pero a su vez, hay alteraciones en el semblante, en el comportamiento o en la forma de actuar que los demás observan en nosotros. Es común que una persona afectada por algún tipo de estrés reciba comentarios como: "te veo cansada"; "estás nerviosa"; "tenés la cara pálida..." Todas esas situaciones son señales inequívocas de que un estado de estrés nos está afectando.

¿Qué síntomas provoca el estrés?

Hemos visto que el estrés es una respuesta de nuestro cuerpo a una agresión interior o exterior de distintos orígenes: laborales, familiares, amorosos, económicos, etcétera. Es decir, el estrés es una respuesta a un peligro que, si no se elimina, se combate o se suprime a tiempo, puede llevar a una alteración física.

Esas agresiones pueden afectar a cada persona de distintas maneras. Ante una complicación, el cuerpo acude a su sistema de defensa y se ponen en juego una serie de mecanismos corporales que preparan al físico y a la mente para sobrellevar el problema. Existen decenas de manifestaciones de nuestro organismo. Además de las alteraciones en la espalda que venimos tratando, se pueden mencionar otras más comunes como:

- latidos del corazón más fuertes

- picazón en la piel

- temblores

- falta de apetito

- tensión en los músculos

- sudor abundante

- sed

- sequedad bucal

- trastornos hormonales

- presión alta

Cuando la situación estresante es de corta duración (un examen, la entrega de un informe, un viaje, una reunión, etcétera) un rato de relajación o algún ejercicio descontracturante servirá para superar el malestar. En cambio, cuando la alteración se mantiene por un tiempo más extenso, el estrés se va acumulando y se manifiesta en agotamiento físico, cansancio, nerviosismo y otros síntomas que pueden variar según la persona aprovechando sus propias debilidades. Es decir, aquellos con tendencia a malestares estomacales podrán sufrir gastroenteritis; quienes estén predispuestos a dolores en la cabeza pueden sufrir una jaqueca, etcétera.

El estrés tiene básicamente tres etapas bien definidas para la respuesta del cuerpo:

PRIMERA ETAPA

Es el momento en el cual el cuerpo detecta un peligro, una agresión, una amenaza y se dispone a entrar en acción. La misma puede ser ignorar el ataque o activar los mecanismos para contrarrestarlo. En ese caso, son liberadas hormonas por las glándulas endocrinas que trasladan la adrenalina a lo largo del organismo. Esto se manifiesta con transpiración, dilatación en las pupilas, malestares musculares en la espalda y un ritmo respiratorio más acelerado.

SEGUNDA ETAPA

Una vez que el cuerpo ha detectado una alarma, activó sus defensas para protegerse y superó el momento, se procede a la restauración de todos los sistemas y a la regularización de sus funciones normales.

TERCERA ETAPA

Se pasa a esta etapa cuando la situación estresante reviste tal importancia que el organismo no puede erradicarla mediante su sistema de defensa. Es probable que si ese estado se normaliza en pocas horas o días, el cuerpo pueda recuperarse; sin embargo, cuando el problema se extiende en el tiempo el individuo comienza a recorrer un camino que necesitará la visita al médico para realizar un diagnóstico y encontrar las causas para combatirla.

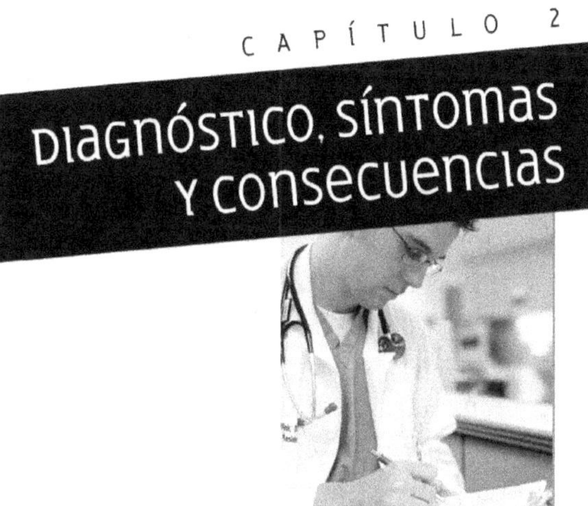

Algunos de los síntomas o señales que nuestro cuerpo ofrece para determinar una afección en la espalda pueden ser:

• Dolor fuerte de espalda que no mejora con compresas de calor o frío ni con el uso de prendas de apoyo lumbar.

• Dolor irradiado, entumecimiento, cosquilleo o debilidad en las piernas (el dolor se irradia a partir de un punto central).

• Fiebre.

El diagnóstico del dolor de espalda

El origen del dolor de espalda puede producirse por diversas y variadas causas (estrés, malas posturas, malos hábitos de trabajo) y en ocasiones es complicado para el especialista determinar el foco de origen. Aquí trataremos de detallar algunos puntos básicos a modo de guía. Pese a que el dolor lumbar es uno de los problemas más frecuentes, entre los especialistas existen muchas incertidumbres sobre cuáles son las mejores herramientas para diagnosticarlo y tratarlo.

Para comenzar, el profesional deberá determinar si el dolor es de origen músculoesquelético, neurológico o visceral. Además de la historia clínica y el examen médico, el doctor puede recurrir a una inyección de anestésico o de un corticoesteroide para ayudar en el diagnóstico y tratamiento del dolor de espalda.

Las técnicas que se emplean en el diagnóstico de los dolores más severos de espalda para identificar su origen, son:

- radiografía simple,
- gammagrafía,
- tomografía computarizada,
- mielografía,
- resonancia magnética nuclear.

- Las radiografías permiten observar el grado de degeneración de los discos intervertebrales.
- La resonancia magnética nuclear (RMN) permite ver huesos, nervios y discos intervertebrales.

• La tomografía computada brinda las mismas posibilidades que la RMN.

Cuando un dolor de espalda se convierte en algo más duradero que una contractura simple, una tensión muscular, una noche en la cual dormimos mal o un poco de cansancio, los especialistas deben recurrir a otras técnicas para hallar el origen verdadero del dolor.

Paso a paso

• **Un examen físico e historial médico**
Ocho de cada diez alteraciones en la espalda (lumbalgia, ciática) no se pueden atribuir a una enfermedad o anomalía concreta. Son los llamados dolores de espalda no específicos. La finalidad del análisis de la historia clínica es verificar que si el origen no es una causa desconocida no sea algo más grave como una hernia de disco, una fractura, una fisura o un cáncer.
También hay que estudiar factores psicológicos como depresión, insatisfacción laboral o amorosa, etcétera.

• **No a las pruebas de imagen**
En un comienzo deberían evitarse las placas radiográficas pues el paciente es sometido a una enorme cantidad de radiaciones que equivalen a realizarse una placa de rayos X de tórax por día durante un año. Las radiografías se aconsejan cuando se sospeche que el paciente puede tener una fractura vertebral.

• La necesidad de una resonancia
Se recomienda para personas que presenten un déficit neurológico. También si el médico tiene sospechas de otra enfermedad para despejar dudas.

• Control de lumbalgias y ciáticas persistentes
Si hay lumbalgias y ciáticas que persisten por más de 30 días, habiéndose realizado tratamientos no invasivos, se deben realizar placas para evaluar si no se trata de una hernia de disco.

• El empleo de fármacos
Los antiinflamatorios son opciones buenas en muchos casos, pero sólo para dolores temporales. Si luego de consumir ibuprofeno –o alguno similar– el dolor persiste, debe acudirse urgente al médico.

• Terapias alternativas
Técnicas no invasivas como los masajes y la quiropraxia –que veremos más adelante– son muy buenas para erradicar malestares en la espalda, el cuello y la cintura.

¿Cuándo se impone la visita al doctor?

• Si sospechamos de una fractura.

• Si un fármaco de venta libre nos produjo una reacción inesperada.

• Si luego de una semana de dolor, luego de haber realizado ejercicios intensos o de haber cargado un peso excesivo, continúa el dolor.

• Si el malestar de la espalda está acompañado de alguna anomalía al orinar.

• Si el dolor de espalda provoca entumecimiento y pinchazos que se extienden por las piernas.

C A P Í T U L O   3

EL DOLOR DE ESPALDA DURANTE EL EMBARAZO

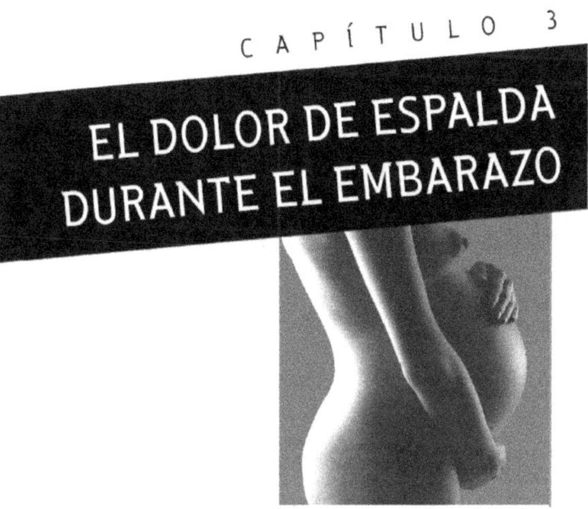

Durante el embarazo, el dolor de espalda es uno de los problemas más comunes de las mujeres. Más del 50% de ellas tienen dolor de espalda en alguna etapa de la gestación. Veamos cuáles son sus causas.

Los síntomas en la embarazada

Encontramos tres clases de dolor de espalda relacionado con el embarazo:

• Dolor en la cintura cuando está acostada durante la noche.

• Dolor de cintura cuando se para o se sienta.

• El dolor es peor en la parte posterior de la pelvis y en la parte profunda de los glúteos.

¿Por qué se producen estos dolores durante el embarazo?

Es común que se presenten estas molestias en el período de la gestación. Cuando los malestares comienzan a ser agudos o muy fuertes es necesario consultar a un médico pues pueden significar un signo de advertencia de infecciones o complicaciones, en especial cuando viene acompañado de fiebre u otros síntomas.

Las principales razones que llevan al dolor son:

• El esfuerzo por peso extra del embarazo.

• Los cambios de postura para compensar el peso extra del embarazo. El centro de gravedad se mueve hacia adelante y ejerce más tensión en la parte inferior de la espalda.

• La presión sobre los músculos debilitados y estirados del abdomen que soportan la columna vertebral.

¿Qué podemos hacer en esta etapa?

Podemos cuidar ciertos aspectos para minimizar el impacto del esfuerzo que significa el vientre y también podemos tomar mayores precauciones en los movimientos cotidianos pero es necesario saber que el dolor en estos meses puede ser inevitable.

Entre los hábitos que cuidaremos podemos mencionar los siguientes para aliviar ligeramente el dolor:

CALZADO ADECUADO

Evitar usar zapatos de tacón alto porque ponen presión sobre los músculos de la cintura. Usar zapatos de taco bajo con buen apoyo en el arco del pie.

MEJORAR LA POSTURA

Prestar atención a la postura. Tratar de mantener las caderas hacia adelante y la espalda recta. No caminar arqueando la espalda ni sacando el abdomen.

NO LEVANTAR PESO

Evitar levantar objetos pesados porque significa aún más esfuerzo para la espalda. En el caso de no poder evitarlo, flexionar las rodillas y mantener la espalda recta.

NO PERMANECER MUCHO DE PIE

Evitar mantenerse mucho tiempo de pie. Si tenemos que estar paradas por un período prolongado, descansar un pie sobre un banquillo o caja para aliviar la tensión en la espalda.

EVITAR AGACHARSE Y ESTIRARSE

Tener en cuenta que es más fácil perder el equilibrio cuando se está embarazada. Debemos conservar a mano las cosas que necesitamos para no agacharnos ni estirarnos para alcanzarlas.

ACOMODARSE BIEN AL DORMIR

Dormir bien ubicada es clave en el período de la gestación. El apoyo más indicado para la espalda es un colchón firme. Evitar hacerlo sobre uno blando. Si el colchón es demasiado blando, colocar una tabla entre el colchón y la base. La almohada ayudará a mantener recta la columna vertebral y le dará más apoyo a la espalda.

Dormir de costado en lugar de dormir boca arriba. Colocar una almohada entre las piernas al acostarse de costado.

SENTARSE CÓMODAMENTE

Colocar una almohada pequeña detrás de la cintura para tener más apoyo cuando se está sentada. Ubicarse en sillas que tengan buen apoyo para la espalda.

ROPAS ESPECIALES

Usar pantalones de embarazadas con una banda ancha de elástico que se apoye debajo de la curva de la panza. Esa banda ayudará a sostener el peso extra. También hay fajas especiales de apoyo abdominal que brindan ese tipo de soporte lumbar.

EVITAR LOS CALMANTES

No es aconsejable tomar medicamentos para aliviar el dolor de espalda durante el embarazo. Antes de ingerir cualquier tipo de remedio –aunque sea de venta libre–, consultar con el profesional de la salud. Podemos apaciguar el dolor de espalda con una almohadilla térmica, una bolsa de agua caliente o compresas frías.

EJERCICIOS PARA MEJORAR LA POSTURA

Se debe consultar con el médico qué ejercicios son buenos para el estado en el cual estamos. Pero existen muchas opciones y técnicas para ejercitarnos durante el embarazo. Podemos hacer algunos ejercicios para fortalecer y estirar los músculos de la espalda que nos ayudarán a mejorar la postura y fortalecer los músculos abdominales en preparación para el parto.

"ESCUCHAR" AL CUERPO

Si bien hemos dicho que el dolor de espalda afecta a un gran número de embarazadas y es muy común en algún momento de este período, tenemos que prestar mucha atención si los malestares comienzan en el último trimestre del embarazo.

Si se presentan dolores fuertes en la cintura y la espalda es necesario consultar a nuestro profesional de confianza. Eso puede ser un signo de parto prematuro, en especial si no se tuvo dolor de espalda hasta ese momento.

EJERCICIOS Y TRATAMIENTOS

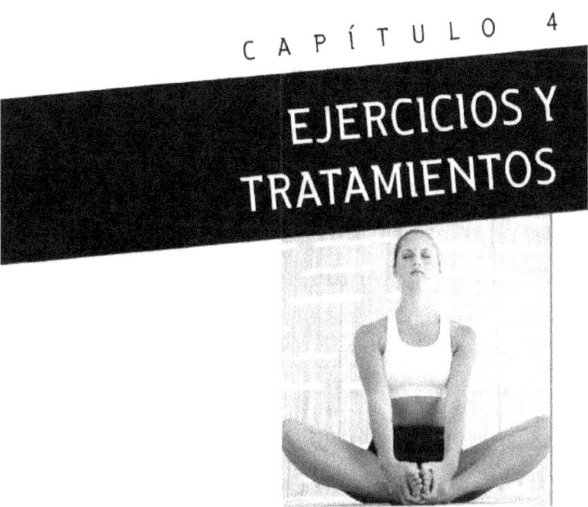

La prevención y los ejercicios

• Controlar el peso corporal, pues el sobrepeso produce gran tensión en la espalda.

• No levantar objetos pesados.

• Si se levanta un objeto a una altura superior a la de los hombros debemos apoyarnos sobre una base.

• Flexionar las rodillas cuando se levante un objeto del suelo.

• Evitar el cigarrillo y alcohol.

• Si se duerme boca arriba se debe colocar un almohadón debajo de las rodillas: esto provoca una reducción de la presión sobre la espalda a la mitad.

• Si se duerme de costado, colocar un almohadón entre las piernas para evitar que las caderas tengan un movimiento rotatorio y se aumente la presión en la espalda.

• Evitar acostarse boca abajo.

• Usar calzado adecuado, evitando los tacos altos durante mucho tiempo.

• Controlar la postura.

• Evitar toda actividad que incremente el dolor.

• No permanecer mucho de pie.

• Sentarse cómodamente.

• Realizar ejercicios físicos para mejorar la flexiblidad del cuerpo y aumentar la fuerza y el tono muscular. Todos aquellos movimientos que favorezcan el estiramiento en la región lumbar se deben hacer con suavidad, lentitud y en forma regular. Por ejemplo:

Abdominales:

Hay que acostarse boca arriba sobre el suelo con las rodi-llas flexionadas. Luego colocar los brazos cruzados sobre el pecho y meter la barbilla. Levantar lentamente la cabe-za y luego los hombros. Mantener durante 10 segundos y relajar; luego bajar lentamente. Se deben realizar 3 series de 10 movimientos.

Para la inclinación de pelvis:

Debemos acostarnos boca arriba sobre una superficie dura, con las rodillas dobladas y talones sobre el suelo, levantar las nalgas y contraer los músculos del estómago, mantener durante 10 a 15 segundos. Repetir este ejercicio diariamente.
Sirven para disminuir una curva exagerada de la parte inferior de la columna vertebral.

Estiramientos de la zona lumbar:

Sentarnos en el suelo con las piernas separadas.
Colocar las manos sobre las rodillas.
Llevar las manos hacia los tobillos, hasta tocar los dedos de los pies.
Acostarse de espaldas con las rodillas dobladas.
Sostener una rodilla con ambas manos y llevarla hasta el pecho.
Repetir con la otra pierna.
Para aumentar la flexibilidad de la espalda, acostarse

boca abajo con los codos doblados y las manos sobre las orejas.

Luego, levantar hombros y piernas al mismo tiempo sin doblar las rodillas.

OTROS EJERCICIOS PARA LA ESPALDA Y EL ESTIRAMIENTO

Paso a paso

Rutinas para disminuir el dolor de espalda

1. Esta posición elimina el dolor de espalda. Flexibiliza y acomoda las vértebras. Además, elonga los abdominales. Hay que colocar la espalda recta y la cabeza erguida.

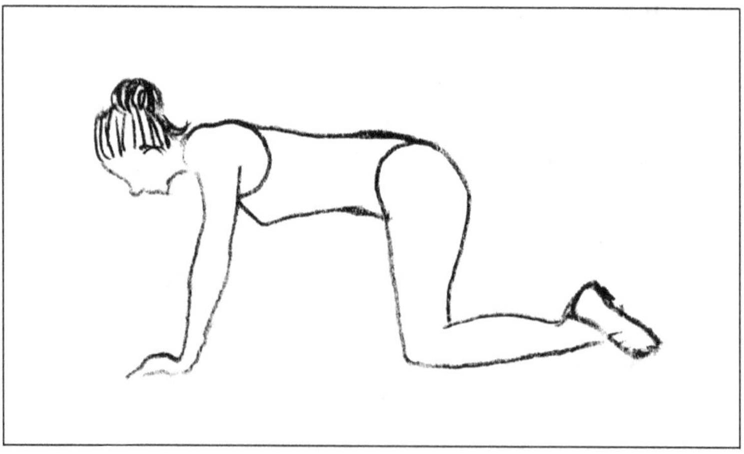

2. Bajar la cabeza y llevar el cuerpo hacia atrás.

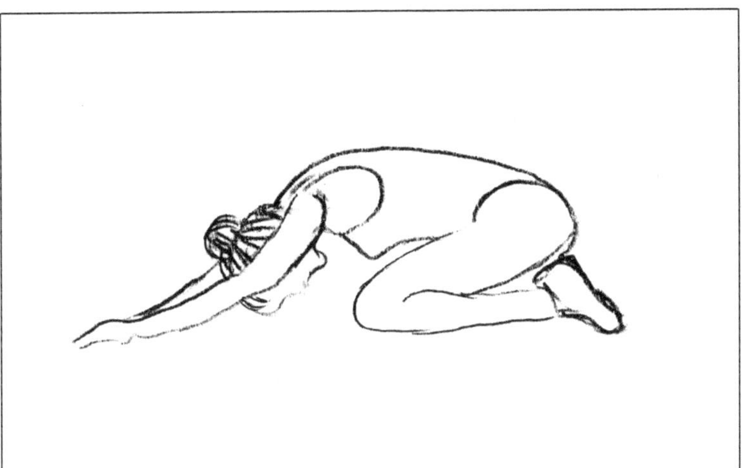

3. Arquear la columna y flexionar los brazos mientras se lleva el torso adelante.

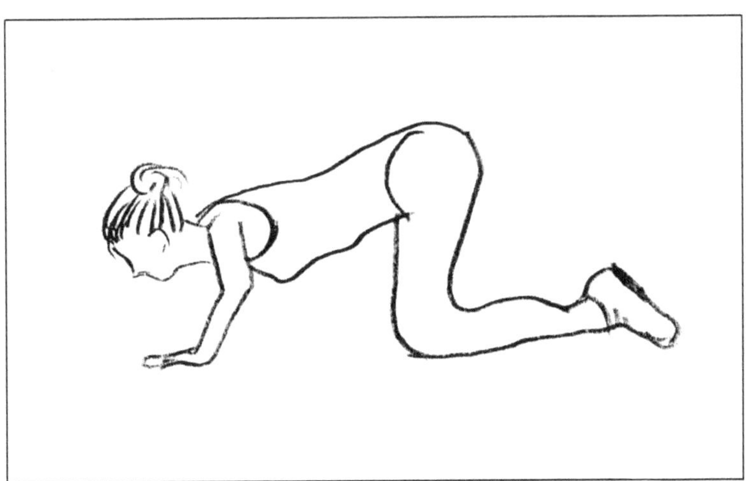

4. Para finalizar, extender los codos y levantar la cabeza.

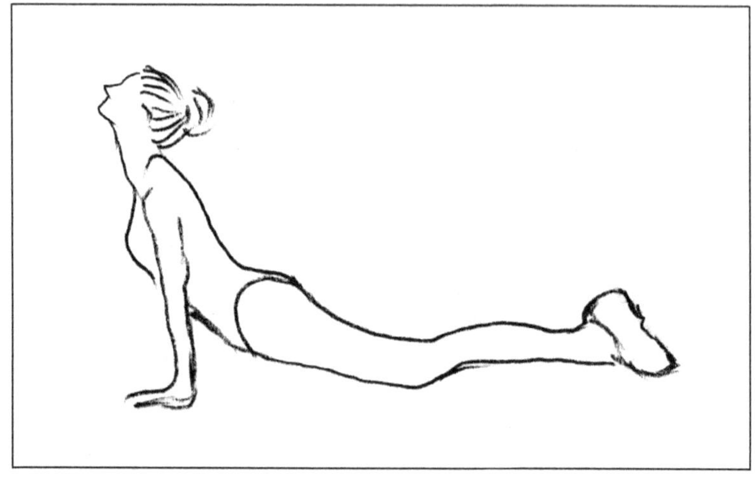

Repetir la secuencia en 3 series de 3.

Una rutina de estiramiento

1. Estirar los brazos y describir círculos hacia delante y atrás durante 4 minutos.

2. Tomarse las manos por detrás de la espalda y hacer fuerza hacia arriba. Repetir 2 veces durante 20 segundos.

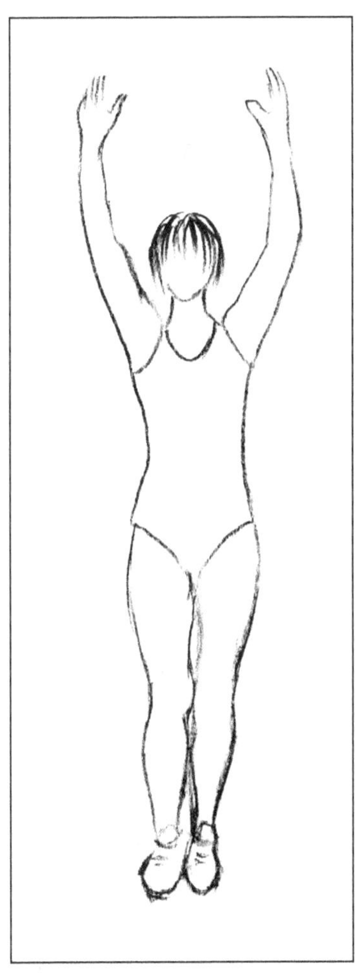

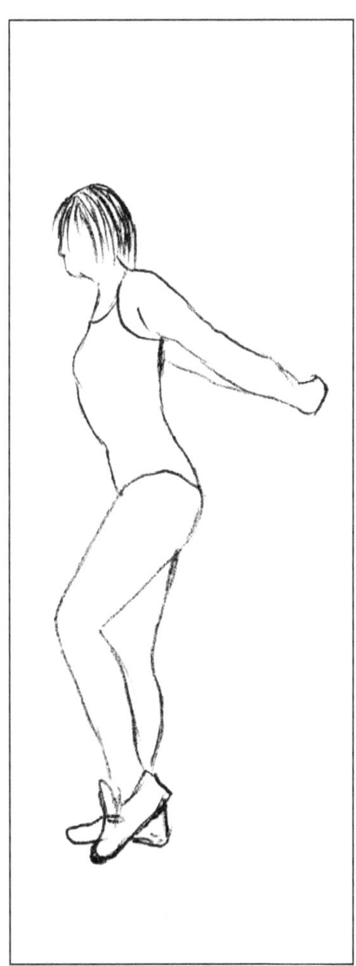

3. Tomar el empeine con la mano y llevar la pierna lo más arriba que se pueda. Realizar este movimiento con ambas piernas durante 25 segundos cada una.

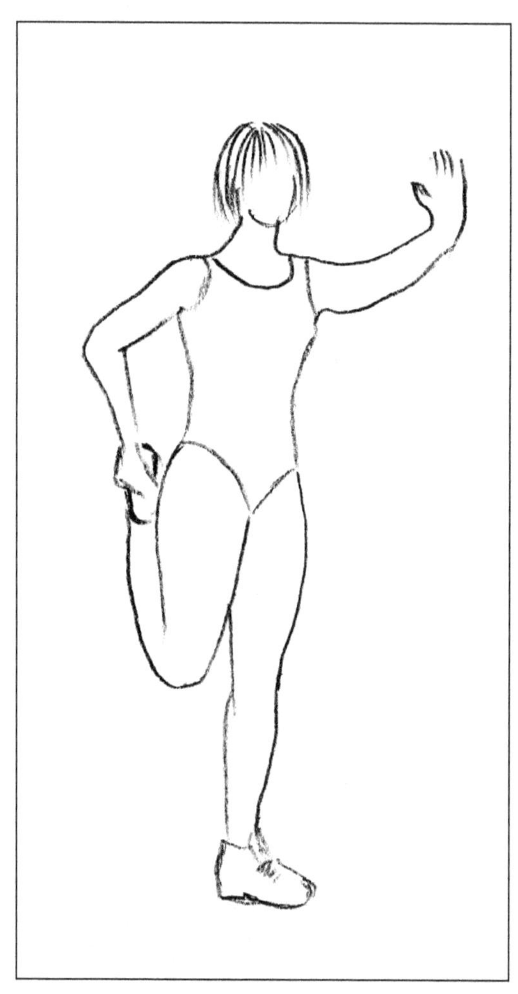

4. Colocar una pierna adelante y otra atrás y presionar con el cuerpo hacia el suelo. Repetir el mismo movimiento cambiando la posición de las piernas.

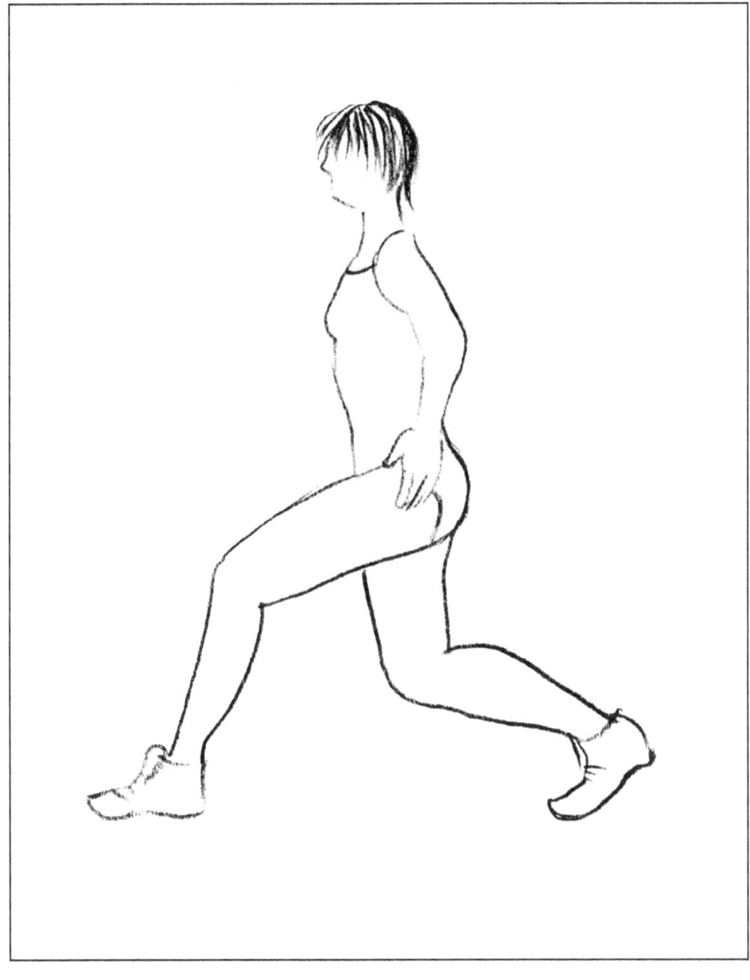

5. Apoyar las manos en un banco (si no disponemos de uno puede ser reemplazado por otro objeto, hasta por una pila de libros). Presionar con el cuerpo hacia abajo para elongar los brazos y los pectorales.

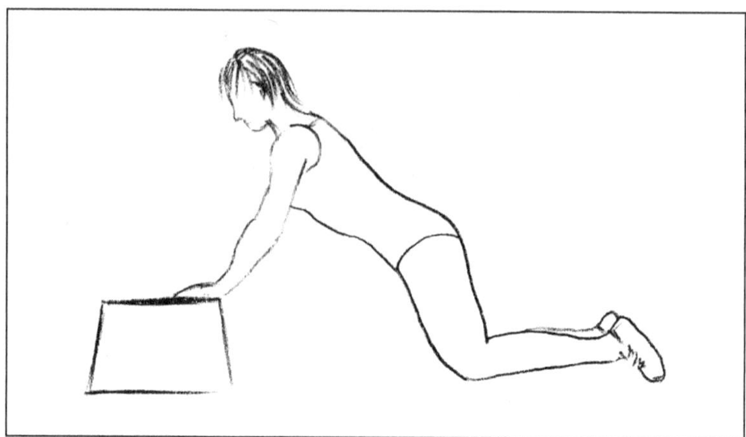

6. Flexionando los codos, pero sin doblar la cintura y el torso, acercar el pecho al banco. Hacer 3 series de 10 repeticiones.

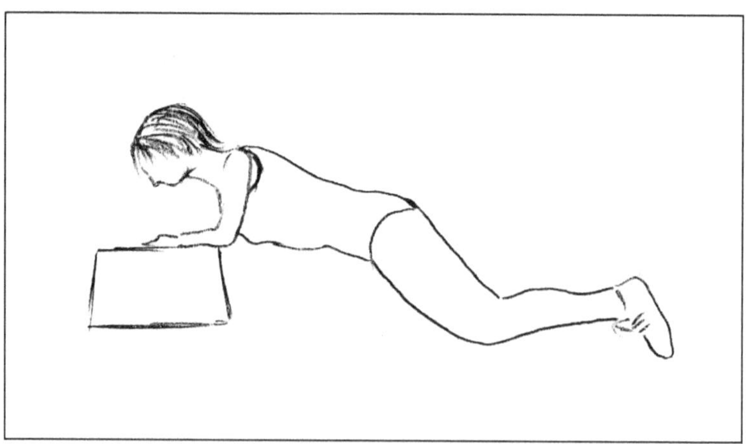

7 / 8. Para trabajar y elongar correctamente los músculos de los brazos, apoyar las rodillas en el suelo y estirar los brazos (7). Flexionar los codos y llevar el mentón casi hasta el suelo (8). Realizar 3 sesiones de 10 repeticiones.

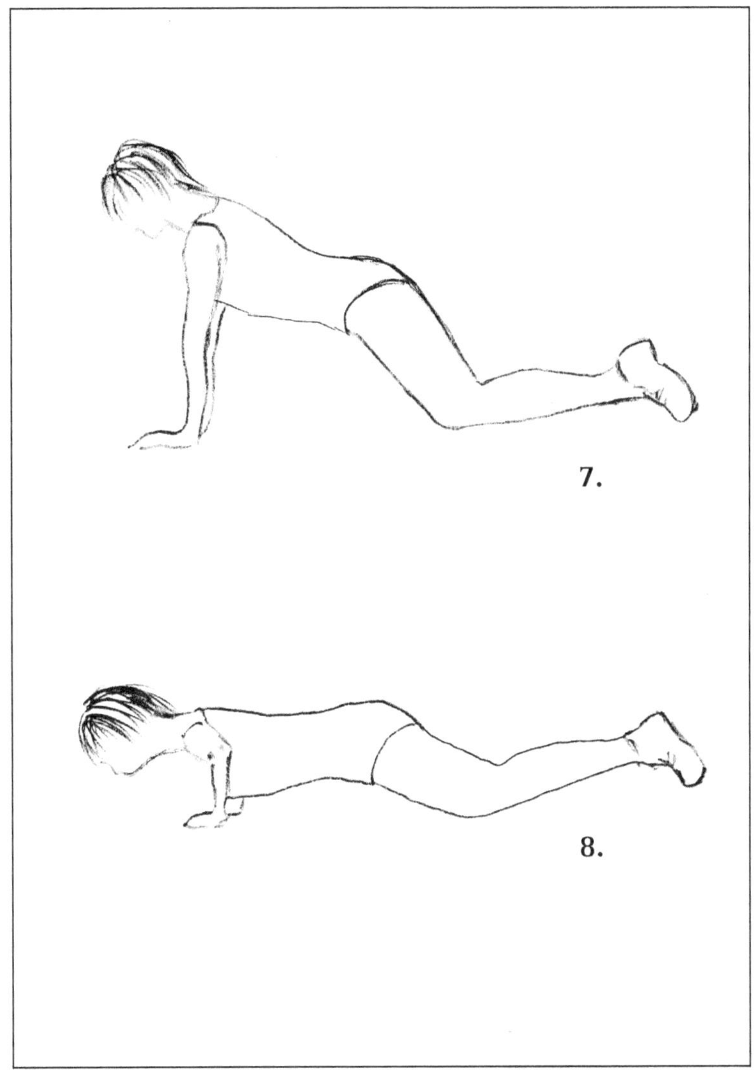

9 / 10. Al igual que el ejercicio anterior, realizar la misma rutina, pero separando las rodillas del suelo. Hacer 3 sesiones de 10 repeticiones. Este ejercicio es para quienes llevan un tiempo más largo de entrenamiento.

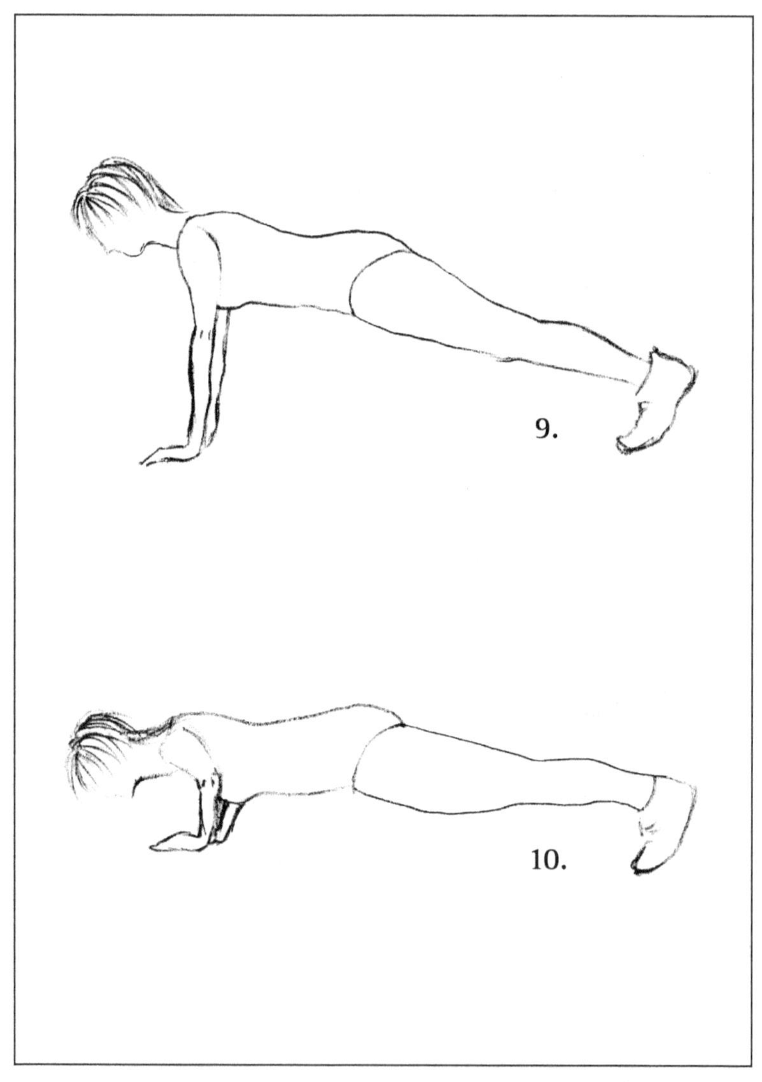

El tratamiento

Entre los principales tratamientos rápidos encontramos:

* analgésicos (aspirina, paracetamol)
* antiinflamatorios no esteroideos
* antidepresivos
* relajantes musculares
* ejercicios físicos de rehabilitación

El tratamiento para un dolor de espalda tiene dos objetivos: aliviar el problema y evitar una recaída.

Existen dos tipos de tratamientos:

• Conservador:
medicación, rehabilitación.

• Quirúrgico:
para aquellas situaciones en que fallan los procedimientos conservadores.

Cuando el dolor de espalda no es crónico o no está causado por una lesión nerviosa desaparece con rapidez con tratamientos sencillos: algún analgésico, la aplicación de hielo si es un golpe, o de calor para mejorar la circulación.

Por otro lado, cuando el dolor es crónico se debe recurrir a otras recetas: estimulación eléctrica del nervio; medicamentos señalados por el terapeuta para aliviar el dolor, reducción de la hinchazón y relajación de los músculos. Si la gravedad es mayor aún deben tratarse con inyecciones para aliviar el dolor o cirugía.

Principales fármacos para los dolores de espalda

ANALGÉSICOS MÁS COMUNES (para dolores leves)

- Ácido acetilsalicílico: para inflamaciones leves.
- Dipirona: para dolores reumáticos.
- Ibuprofeno: para cuadros inflamatorios y dolorosos, agudos y crónicos.

ANALGÉSICOS PARA DOLORES MÁS SEVEROS

Codeína - Dextropropoxifeno - Meperidina - Oxicodona

ANTIINFLAMATORIOS NO ESTEROIDES

Ácido acetilsalicílico - Diclofenac - Diflunisal - Flurbiprofeno - Ibuprofeno - Indometacina - Ketoprofeno - Nabumetona - Naproxeno - Oxaprozina - Piroxicam - Sulindac - Tolmetina

Carisoprodol - Nopoxamina - Quinina - Tizanidina

Los tratamientos físicos

Hasta aquí hemos visto algunos ejercicios y cuidados que debemos tener para proteger nuestra espalda. Por ello, antes que esperar las molestias y la necesidad de tratamientos, debemos recordar:

• corregir las malas posturas.
• recurrir a técnicas de relajación para evitar los efectos negativos del estrés.
• sentarnos, pararnos y descansar correctamente para evitar tensiones musculares.

Entre los tratamientos más efectivos para mejorar la salud de nuestra espalda, eliminar dolores, calmar molestias y mejorar la postura se encuentran dos técnicas que veremos a continuación: los masajes y la quiropraxia.

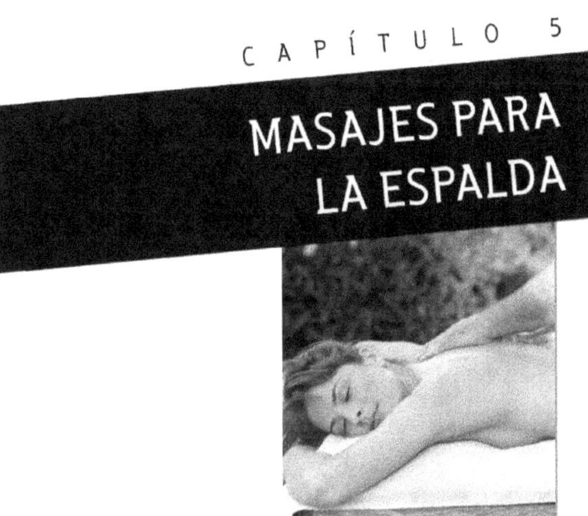

Las distintas técnicas de masajes

Cada técnica o estilo de masaje tiene sus diferentes toques o maniobras, sus ventajas, beneficios y particularidades.

Los beneficios que nos ofrece un buen masaje son enormes, tanto si acudimos a él como fuente de curación o simplemente si lo utilizamos para aliviar nuestro cuerpo en busca de relajación y satisfacción. Ese beneficio, también, se traslada a nuestra mente.

La importancia de las manos

Los masajes deben ser realizados por un terapeuta, masajista o especialista. Es cierto que muchas personas toman cursos y clases de masajes y sin llegar a ser profesionales pueden desempeñar la tarea perfectamente. Pero, más allá de la capacitación de quien nos dé un masaje, lo esencial es sentirse "en sintonía" con la persona que nos trata. En ese punto, las manos cumplen un papel básico.

Lo más importante para quien realiza los masajes, sea cual fuere la técnica, es sentirse unificado con sus manos. De esto depende una buena terapia. Es imprescindible poseer un buen dominio y manejo de las propias manos, ya que ellas constituyen el alma del masaje.

Es importante tener en cuenta las siguientes indicaciones, para quien realiza un masaje: Se debe aplicar presión, al dar un masaje. Aunque la intensidad de la presión se va descubriendo con la experiencia (ya que puede ir variando según el punto por trabajar), siempre es indispensable aplicar un poco de presión. Si el terapeuta siente que está ejerciéndola con demasiada intensidad, puede preguntarle al paciente cómo le resulta.

• Las manos del terapeuta deben estar siempre relajadas. Al mover las manos, aplicando masajes, las mismas deben estar lo más sueltas y flexibles posible. Esto no resulta sencillo de lograr, pero con experiencia, práctica y ejercicios de relajación, se puede conseguir.

• Las manos deben explorar cada zona de la espalda. Es necesario que las manos del terapeuta se encuentren siempre investigando (previas a las maniobras específicas de cada tratamiento), para que puedan "escuchar". Deben poder palpar los huesos, delinear sus formas, comunicarse con la textura más profunda de los músculos. La mayoría de las personas que recurren a un masaje en la espalda es por dolor, contracturas o dolencias, por ello es necesario descubrir el origen del malestar.

• Se debe usar el propio peso para ejercer presión, no sólo el peso de las manos. No es verdad que para brindar un masaje adecuado, se debe ser físicamente fuerte. Si se quiere ejercer mayor presión, no se deben forzar los músculos de los brazos y las muñecas; se puede conseguir apoyando el peso de la parte superior del cuerpo sobre las manos. De esta forma, las manos no adquieren rigidez y pueden moverse fluidamente.

Los diferentes toques del masajista

Como dijimos, no es necesario ser profesional para dar un masaje. Por ello –porque no sabemos en qué momento nuestra pareja, un familiar o un amigo necesitarán un masaje– es importante conocer las diferentes formas de movimientos, antes de ofrecer un masaje, con el único propósito de aprovechar al máximo las ventajas del mismo.

Esto no suele ser difícil, ya que el masaje puede entenderse como un gesto instintivo que aparece en cualquier individuo, en muchas acciones de la vida cotidiana (tanto al frotarse una zona dolorida como al acariciar a un ser querido).

Los diferentes toques que se emplean a la hora de aplicar un masaje se denominan:

- Amasamiento
- Pinzamiento
- Torsión
- Roces
- Fricciones
- Pases
- Deslizamiento
- Manos ahuecadas
- Golpeteos

AMASAMIENTO

Es uno de los movimientos básicos de los masajes, y se lleva a cabo utilizando toda la mano, la cual debe tomar y comprimir cada parte del cuerpo, trabajando en lo posible con grupos completos de músculos.
Se deben evitar las maniobras rudas, debido a que pueden tener como consecuencia lastimaduras de tejidos subcutáneos y vasos sanguíneos.
El amasamiento favorece el incremento de flujo sanguíneo, ayuda a eliminar las toxinas del cuerpo, despega las diferentes capas de piel y estimula el metabolismo muscular.

El amasamiento puede ser:
• **digital:** realizando pequeños círculos con las yemas de los dedos, en sentido centrífugo si el objetivo es aliviar molestias, y en sentido centrípeto, para tonificar. Realizar sobre frente, cabeza, costillas, esternón y zona púbica.
• **con nudillos:** efectuando rápidos pellizcos con el nudillo del dedo índice y el pulgar. Realizar sobre extremidades y espalda.
• **con los dos pulgares:** juntando un trozo de piel, con los dos pulgares, donde se debe tener suma precisión. Realizar en vértebras, cervicales o intercostales.

PINZAMIENTO

Elevar determinadas zonas utilizando una pinza formada con los cuatro dedos en contraposición con el pulgar. Este toque mejora el tono muscular.

TORSIÓN

Se aplica poniendo ambas manos en sentido paralelo y moviéndolas a la vez, pero realizando giros contrarios. Se utiliza para eliminar toxinas.

ROCES

Con las yemas de los dedos se roza la piel, en forma suave. Este toque se aplica en superficies amplias y puede hacerse con una o las dos manos. Esta maniobra mejora las tensiones, logrando que la energía del cuerpo circule por el mismo en forma armoniosa.

FRICCIONES

Esta maniobra se realiza con la yema de los dedos, presionando en forma circular (no lineal), sobre zonas profundas en las que se encuentren nudos. Las fricciones son empleadas para aliviar dolores lumbares y dorsales y relajar los órganos digestivos.

PASES

Del mismo modo que en los roces, se pasa suavemente las yemas de los dedos sobre la piel, pero en sentido de las redes nerviosas. De esta forma, se mejora la circulación linfática y se produce un efecto sedativo importante. Este toque puede aplicarse especialmente en la cabeza.

DESLIZAMIENTO

Se efectúa utilizando en forma alternada ambas palmas de las manos, y se realizan movimientos largos y lentos sobre la piel.

MANOS AHUECADAS

Se usa en varias zonas del cuerpo pero, especialmente,

con el fin de reactivar la circulación de los vasos capilares, se aplican pequeños golpecitos con las manos ahuecadas, en los lugares donde sea necesario.

GOLPETEOS

En esta maniobra terapeútica se utiliza el canto de las manos, aplicando golpecitos sobre la zona por tratar. Resulta un buen modo de relajación muscular rápida.

¿Cómo aplicar estas técnicas a la espalda y sus zonas de influencia?

Muchas veces los malestares en la espalda se producen por dolores en los brazos, el cuello o la cintura. Veamos cómo actuar en cada zona:

La espalda

Quien reciba el masaje deberá colocarse sobre la mesa de masajes boca abajo.
El terapeuta empezará realizando masajes desde el cuello hacia la zona sacra, utilizando los pulgares y aplicando movimientos lentos y profundos con ellos, a lo largo de la columna vertebral.
Hay que tener en cuenta que la parte superior de la espalda suele concentrar muchas tensiones, por lo que debemos detenernos y realizar masajes profundos en esta zona.

Doblar un brazo por detrás de la espalda, y masajear el borde del omóplato (lado superior, inferior y próximo a la columna) de modo firme y suave, utilizando cuatro dedos. Amasar luego, para aliviar la tensión muscular, ambos lados de la columna vertebral, desde la zona del cuello hasta el sacro.

En el mismo sentido, deslizar ambos puños. Al llegar al sacro, separar las manos hacia los costados y deslizarlas en forma ondulante por toda la espalda dirigiéndose a los hombros. Una vez allí, ir hacia el cuello y volver a repetir el movimiento.

Luego, apoyar las palmas de las manos y deslizarlas desde los hombros hasta las caderas. Realizar esta maniobra abriendo las manos hacia los laterales y volver a la posición inicial. Al llevar las manos a la posición inicial nuevamente, no se deben separar las manos totalmente del paciente para no perder el contacto.

Para finalizar, realizar la maniobra de deslizamiento, siguiendo la dirección cuello-hombros-brazos-manos.

El cuello

Para realizar distintas maniobras sobre el cuello del paciente, éste debe estar acostado sobre la mesa de masajes, boca arriba. Lo ideal es que permanezca con los ojos cerrados, para poder relajarse más aún.

Se debe comenzar con un suave masaje de amasamiento y pellizcos leves, desde el centro del cuello hacia la nuca. Realizar movimientos vibratorios, utilizando tres dedos de la mano, en sentido pecho-mentón.

Luego, amasar desde la base del cuello hacia ambos hombros.

Con sumo cuidado y ambas manos, levantar la cabeza del paciente y voltearla hacia un lado, sujetando el mentón con una mano. Con la otra, amasar el costado libre desde el cuello hasta los hombros. Repetir del otro lado.

Nuevamente con mucha suavidad, sujetar con una mano el mentón y con la otra la parte superior de la cabeza, y hacerla girar hacia ambos lados. Apoyar la cabeza sobre la camilla y masajear los hombros, con el fin de relajarlos.

Para finalizar, aplicar suaves presiones sobre los brazos (en dirección hombros-muñecas y viceversa).

Zona abdominal

El paciente debe permanecer acostado boca arriba, sobre la mesa de masajes.

Comenzar con un masaje exploratorio, aplicado con la yema de los dedos, rodeando la zona del pubis. Luego, aplicar movimientos circulares y suaves, ejerciendo presión con el talón de la mano, colocando una sobre la otra.

Después, aplicar pellizcos en sentido ascendente, desde el recto mayor del abdomen hacia el transverso del mismo.

Se continúa hacia el diafragma, con las manos ahuecadas, llevando el tejido adiposo hacia el centro del abdomen.

Para finalizar, realizar amasamiento sobre la zona central del vientre.

Cintura

El masaje de cintura suele emplearse en los casos en que el paciente desee reducir dicha zona o sienta dolores allí. Este masaje se realiza aplicando el movimiento de torsión, en el que se emplean las dos manos. Además, realizar leves pellizcos en la zona por trabajar. Para finalizar, aplicar pequeños golpeteos suaves y firmes.

Brazos

Para comenzar a masajear los brazos, se debe empezar realizando pequeñas movilizaciones en las manos y muñecas. Para ello, colocar los pulgares en el dorso de la mano y los dedos restantes en la palma; flexionar los laterales de la mano hacia abajo.

Luego, sujetar con una mano uno de los brazos, y con la otra mano realizar movimientos de rotación en cada uno de los dedos. Los movimientos deben ser precisos y rápidos.

Para finalizar con la mano, aplicar masaje digital en la zona articular de la muñeca, en la palma y en el dorso.

Luego, con movimientos de pinzamiento, ascender desde la muñeca hasta el hombro. Primero con un brazo y luego con el otro.

Aplicar amasamiento a lo largo de todo el brazo y al llegar a la zona del hombro, realizar masaje digital.

Con movimientos de presión aplicados con las dos manos juntas, descender desde la axila hacia la muñeca y luego, volver hacia la axila, repitiendo el mismo procedimiento.

Para finalizar con los brazos, sujetar la mano del paciente y realizar pequeñas sacudidas.

El automasaje, una buena opción

El ritmo de la vida cotidiana muchas veces nos sorprende sin tiempo. Y en ocasiones, un dolor de espalda o cuello puede comenzar en casa haciendo las labores del hogar o trabajando en la oficina. Por ello, esta técnica puede ayudarnos a disminuir los dolores y molestias.

El automasaje es una técnica de masaje terapéutico. Permite al paciente ser su propio terapeuta, conectarse con su cuerpo, reordenar su energía vital y armonizar su fluidez.

El automasaje es un instrumento con el que cuenta toda persona, siendo utilizado tanto para la recuperación como para la mejoría de la salud. La idea es mantener el contacto y mejorar el conocimiento del propio cuerpo.

Existe un punto de desventaja en este tipo de terapia, y es que el individuo no puede llegar completamente a relajarse. Esto se debe a que, mientras una parte tiende a aflojarse, otra conserva la tensión. Por otro lado, la atención de la persona suele estar dividida: cuando una parte de la mente debe estar conectada a las manos que imparten el masaje, la otra parte debe atender la zona que recibe dicho masaje y que procura distenderse.

A pesar de estas desventajas, se puede aprovechar mucho de los aspectos positivos del automasaje fundamentalmente en las molestias que derivan del estrés y las malas posturas que tanto perjudican nuestra espalda, cuello y hombros.

También, puede emplearse en otros sectores del cuerpo.

Para eso, es necesario tener una actitud de apertura y realizar los ejercicios no sólo con eficacia, sino con entera conciencia de lo que se está haciendo, intentando estar receptivo a cada una de las sensaciones que provocan los masajes.

Mantener una sana relación física con uno mismo siempre resulta favorable y enriquecedor, trayendo aparejadas grandes compensaciones psicológicas.

Este tipo de masaje consiste en realizar una serie de ejercicios, respiraciones, martilleos y fricciones, sobre las distintas partes del cuerpo. Para realizar esta terapia, lo ideal es llevarla a cabo diariamente, siendo óptimo el momento de la mañana.

El automasaje puede aplicarse cada día como una técnica de relajación y tiene un orden por seguir, que parte de los miembros superiores (mano izquierda, mano derecha), continúa con la cabeza, luego el tórax, los miembros inferiores (pie derecho, pie izquierdo), la pelvis y el centro vital del cuerpo, denominado hara.

Para realizar este masaje, es conveniente contar con un tiempo (aproximadamente de una hora) y un espacio tranquilo y libre de interrupciones. Es beneficioso que el lugar sea luminoso, aireado y amplio.

Al igual que en cualquier tipo de masaje, antes de comenzar, hay que retirarse todas las joyas, como ser anillos o collares.

Para realizar el automasaje es conveniente tener las manos y los dedos enteramente relajados, siendo el pulgar el dedo que más trabaja.

Se ejercerá presión con la yema de los dedos, tratando de transmitir energía a cada una de las zonas por tratar. La intensidad con la que se presione dependerá de la sensibilidad de cada punto. Sin embargo la idea no es sentir dolor, sino una ligera molestia.

La presión debe durar entre 4 a 5 segundos, y las fricciones o percusiones deben ser vigorosas.

Para evitar un cansancio innecesario al terminar con una sesión de automasaje, es importante gastar la energía indispensable en cada movimiento y ejercicio, ni más ni menos. Esto se logra sólo con el tiempo, la práctica y el registro consciente de cada trabajo.

Movimientos básicos del automasaje

Es importante detenerse en la respiración al comienzo, intentando que la misma sea lo más completa posible (es decir: baja, abdominal y torácica). Esto se logra intentando llevar el aire que se inspira a las tres zonas mencionadas del cuerpo, en forma consciente.

También es importante hacer coincidir la espiración con las presiones, y las inspiraciones con el momento de dejar de presionar.

Para brazos y manos

Intentar formar un tubo, uniendo el dedo índice y el pulgar de una mano. Masajear con dicho tubo la mano contraria, ejerciendo cierta presión y fricción, en forma simultánea. Repetir tres veces este movimiento.

Luego, presionar con toda la palma de una mano el brazo, el antebrazo y la mano opuesta. Realizar tres veces y repetir del otro lado.

A continuación, frotar la muñeca izquierda con la mano derecha, subir por la parte externa del brazo, sin dejar de friccionar, y dirigirse hacia el hombro. Descender por el lado interno del brazo. Repetir tres veces y realizar con el otro brazo.

Dirigirse luego a los dedos de una mano, y presionar los costados de cada dedo con una pinza hecha con el índice y el pulgar de la otra mano. Tirar de cada dedo. Repetir tres veces y realizar con la otra mano.

Para la cabeza y cara

Comenzando por el cuero cabelludo, friccionarlo completamente con la yema de los dedos, como si uno se aplicara champú. Repetir varias veces.

Luego, con los tres dedos centrales de cada mano, masajear la frente, desde el centro hacia los laterales, como si se pretendiera estirar la piel.

Masajear las orejas, frotándolas con todos los dedos.

Con los dedos medios, realizar masajes circulares en ambas sienes. Primero hacer los círculos en un sentido y, luego, en el opuesto.

Colocar la yema de los dedos sobre cada uno de los ojos (cerrados), y presionar durante unos 15 segundos.

Frotar toda la nariz, desde el nacimiento entre los ojos hacia los orificios nasales, utilizando los dos dedos índices.

Para finalizar, realizar pequeños golpecitos utilizando todos los dedos de las manos, sobre todo el rostro. Repetir tres veces.

Para el cuello y la nuca

Con todos los dedos, realizar pellizcos sobre ambos costados de la nuca.

Luego, colocar la mano derecha sobre el costado izquierdo del cuello (pasándola por delante del cuello y llevándola hacia la parte más posterior de la cervical), y presionar deslizando toda la mano desde la parte central de la columna hacia delante. De esta forma se rodea todo el cuello, mientras que la cabeza es llevada hacia el costado opuesto. Repetir del otro lado.

Para finalizar, realizar círculos lentos con la cabeza, hacia un lado y el otro, de modo que la cabeza quede prácticamente colgando, en todo punto por el que pasa.

Para los hombros y el pecho

Al reflejarse en la zona del pecho, el centro de las emociones, los masajes realizados en la misma alivian estados de angustia. Por otro lado, ayudan a combatir molestias en el aparato respiratorio.

Sentarse sobre una colchoneta, en una posición cómoda y con la columna erguida.

Colocar las manos sobre los hombros y dibujar pequeños círculos con los codos en el aire. De esta forma, comenzarán a moverse lentamente los hombros.

Aún con las manos sobre los hombros, levantar los codos de modo que las manos toquen las orejas.

Luego, utilizando toda la mano, aplicar grandes pellizcos en el hombro, el trapecio, el deltoides y la base del cuello.
Repetir lo mismo, con la otra mano y el hombro contrario.

Para masajear el pecho, presionar con todos los dedos los espacios entre las costillas. Por dichos espacios, deslizar todos los dedos, desde el esternón hacia fuera.

Con el puño medio cerrado, friccionar el pecho en la zona superior, y sobre las costillas, en sentido vertical.

Para finalizar, darse pequeños golpecitos con las yemas de los dedos, por todo el pecho.

Para la cintura y el abdomen

El automasaje en la zona abdominal ayuda a mejorar y activar el funcionamiento de los órganos del aparato digestivo. Por lo tanto, se recomienda en casos de problemas de digestión y constipación. También para malestares que se prolongan por la espalda.

En primer lugar y colocando la mano derecha sobre el ombligo, y por encima de ésta, la izquierda, efectuar círculos (en el sentido de las agujas del reloj). Lentamente, aumentar el diámetro de los círculos. Luego, realizarlos en el sentido contrario.

Colocar todos los dedos por debajo de las costillas (en sentido vertical), y ejercer una presión masajeando: por el lado izquierdo el estómago y por el derecho, el hígado.

Luego, con los puños casi cerrados, friccionar la región lumbar, desde arriba hacia abajo. En la misma zona, realizar golpecitos vigorosos. Realizar lo mismo sobre los huesos posteriores de la pelvis, el sacro y las caderas.

Realizar presiones cortas sobre los bordes del sacro, utilizando los pulgares.

Para la espalda

Utilizando espaldares (alguna barra para colgarse), sujetarse de la misma con las manos y dejarse suspender. La idea es que el cuerpo esté completamente relajado, salvo las manos.

Luego, sentarse y levantar las manos hasta donde se pueda, de modo de estirar la espalda en forma completa.

Para finalizar, y con la ayuda de una pelota de goma, recostarse apoyando la espalda sobre la misma, y realizar suaves movimientos. También se puede utilizar, en este caso, rodillos.

QUIropraXIa

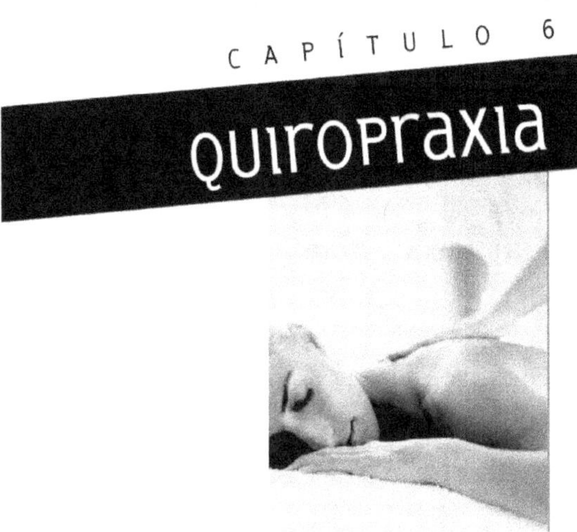

En el amplio –y cada vez más difundido– espectro de las medicinas y técnicas alternativas, la quiropraxia se ha erigido como la más elegida a la hora de reordenar el funcionamiento y la salud de nuestra espalda. A continuación, vamos a conocer un poco más sobre esta técnica:

¿Qué es la quiropraxia?

La quiropraxia es un sistema terapéutico basado en la teoría de que las enfermedades son consecuencia de un trastorno en la inervación de los tejidos, que por esto enferman.

La curación de los tejidos puede obtenerse mediante manipulación de las estructuras del cuerpo, sobre todo de la columna vertebral.

Podemos, además, presentar estas otras características que definen a la disciplina o práctica de la quiropraxia:

• la quiropraxia retoma una convicción característica de numerosas corrientes médicas heterodoxas.

• estas concepciones retomadas por la quiropraxia consideran que la mayoría de las veces, la enfermedad es una respuesta natural del organismo a una situación anormal.

Teniendo en cuenta esto último, encontramos una forma especial de encarar la concepción de salud y enfermedad, de modo que lo que debe hacerse desde un punto de vista terapéutico –en esta disciplina– es tratar de mejorar los recursos espontáneos del cuerpo.

Se considera, como en muchas corrientes relacionadas con la salud, que el cuerpo mismo posee una especie de "sabiduría" biológica, que le permite conocer espontáneamente cuáles son las conductas que nos benefician. Por supuesto que esto no es consciente para nosotros, pero biológicamente lo podemos intuir. Un ejemplo de esto es que cuando nos sentimos con un malestar estomacal, sin poseer conocimientos médicos, "sabemos" cuáles son los alimentos que nos caerán bien y cuáles los que nos pueden hacer mal, pues como decimos habitualmente "el cuerpo lo pide".

Por todo esto, se considera que los recursos espontáneos del cuerpo existen y que deben ser estimulados, pues servirán a la prevención y curación de estados de malestar. Para la quiropraxia, el cerebro y la médula espinal son esenciales. Ahora bien, ha de tenerse en cuenta que no existe parte alguna del organismo a la que no llegue una densa red de fibras nerviosas que parten del cerebro y de la médula espinal y que, constituyendo los nervios craneales y los espinales, salen del cráneo y de la columna vertebral para distribuirse por todos los compartimentos orgánicos.

Es precisamente a través de esta red que se distribuye la fuerza vital.

Así, en los traumatismos que lesionan completamente la médula espinal, toda la región hacia la cual se dirigen las fibras nerviosas que nacen en la región medular afectada no sólo experimenta un proceso de parálisis, sino incluso de irremediable atrofia.

Existen también numerosas demostraciones de que afecciones menos graves de los nervios pueden dar lugar a disfunciones de órganos y tejidos inervados por ellos. Pequeños traumatismos, defectos posturales, movimientos incoordinados, etc., pueden ser el origen de subluxaciones vertebrales, las cuales son causa, a su vez, de microlesiones de los nervios a la altura de los orificios a través de los cuales salen los nervios de la columna vertebral. Estas microlesiones serían responsables de disfunciones y trastornos de los órganos inervados por esos nervios.

Características de la quiropraxia

El aspecto más característico del ejercicio de la quiropraxia es la corrección de las subluxaciones de los segmentos vertebrales y pélvicos mediante actuaciones específicas y predeterminadas.

El objetivo de tal corrección consiste en normalizar la posición de los segmentos por cuanto respecta a sus superficies articulares y en aliviar los consiguientes trastornos de naturaleza neurológica muscular y vascular.

La subluxación vertebral consiste en una alteración de las relaciones entre dos vértebras de la columna, donde uno de estos segmentos ha perdido su movilidad normal con respecto a la vértebra superior o inferior.

Un bloqueo vertebral o un exceso de movilidad pueden dar lugar a una irritación de los nervios espinales que salen entre dos vértebras a esa altura de la columna.

El sistema nervioso puede dividirse en dos partes principales (no hay que olvidar que estas partes trabajan juntas en una acción integrada y con una finalidad concreta), que son:

• el sistema nervioso central, del que forman parte el cerebro y la médula espinal, encerrada en el canal vertebral.

• el sistema nervioso autónomo o vegetativo, constituido por ganglios y nervios que salen de la médula espinal. Este sistema se conoce también como "sistema involuntario".

Consejos sobre la quiropraxia

Estos consejos –algunos de ellos ya los hemos menciona-
do– son recomendados por quienes realizan quiropraxia
para mejorar la postura y la salud de la columna vertebral:

• Siempre, en cualquier postura, es conveniente tratar de
mantener cuello y espalda alineados y "planos".

• Evitar así la acentuación de la curvatura de la parte inferior de la espalda, por ejemplo flexionando las piernas.

• Para quienes suelen dormir en posición supina, lo mejor
es colocar una almohada pequeña bajo el cuello.

• Para quienes, en cambio, prefieren dormir sobre un costado, se aconseja usar una almohada algo mayor, que
mantenga la alineación natural del cuello y la columna
vertebral.

• Dormir con una almohada demasiado alta es cansador
para el cuello y la espalda.

• El mismo efecto negativo es el provocado por la cos-
tumbre de dormir boca abajo, postura que origina dolor
de espalda y de cabeza.

• Cuando se debe levantar un objeto muy pesado, es conveniente trabajar sobre todo la musculatura más fuerte de
las piernas, con objeto de reducir el esfuerzo y prevenir
distorsiones y desgarros.

Relación entre sistema nervioso y quiropraxia

Volviendo al sistema nervioso haremos algunas precisiones. En la medida en la cual rige las funciones sobre las que no ejercemos un control directo y consciente, como las del corazón, el estómago y el intestino, el sistema nervioso autónomo tiene sus propias características.

El sistema nervioso autónomo se divide a su vez en:

* simpático
* parasimpático

Ambas partes se diferencian morfológicamente entre sí y son en gran parte fisiológicamente antagonistas.
El sistema nervioso simpático está conectado con el sistema nervioso central a través de los segmentos dorsales y lumbares superiores de la columna vertebral.
El sistema nervioso parasimpático está conectado con el sistema nervioso central a través de una serie de nervios craneales y a través de los segmentos sacros de la médula espinal.
Ambos sistemas, simpático y parasimpático, inervan numerosos órganos; en esta doble inervación, generalmente los dos sistemas son fisiológicamente antagonistas, como hemos señalado anteriormente.
Así, por ejemplo, cuando los nervios que salen entre la quinta y la sexta vértebra dorsal están irritados y envían un exceso de señales nerviosas en dirección al estómago, se produce una disminución en la producción de jugos gástricos.

En consecuencia, es necesario mantener un cuidadoso equilibrio entre los impulsos del sistema simpático y parasimpático, con objeto de mantener el equilibrio fisiológico general.

Fundamentos de la quiropraxia

La quiropraxia se preocupa de restaurar el equilibrio biomecánico y espinal que influye en los sistemas músculo - esquelético, neurológicos y vasculares del cuerpo.
El método de tratamiento principal es la manipulación de la columna vertebral para eliminar la tensión mecánica que afecta los discos de la columna, articulaciones, nervios y a la propia médula espinal.
Entonces, por lo que vemos, la columna vertebral constituye el epicentro de esta práctica que estamos describiendo. Vamos a ver más sobre esto.

La columna vertebral

Vista desde atrás, la columna vertebral debiera ser recta. Las 24 vértebras y los discos intermedios deben estar apropiadamente alineados unos con otros. Esta estructura ósea, a diferencia de un conducto rígido, debe ser capaz de realizar movimientos suaves, mientras que los discos aportan un efecto de amortiguación. Los músculos de la espalda, al estar insertos en la columna, ofrecen apoyo, movilidad y locomoción.

De lado, la columna tiene cuatro curvas características. Esta configuración permite movilidad, apoyo y mayor amplitud de movimientos. Para un ser vivo que está erguido sobre dos pies, es importante disponer de esta estructura capaz de atenuar las sacudidas.

La tarea del quiropráctico

La tarea del quiropráctico consiste en conservar la movilidad de la columna, su alineación, flexibilidad y descarga. Se trata del trabajo de un especialista que domina los conceptos que venimos exponiendo, y que está capacitado para realizar estas manipulaciones de la columna, que como vemos, es una actividad en la que debe reinar el mayor cuidado, por tratarse de una zona del cuerpo muy sensible y fundamental para nuestro movimiento y nuestro bienestar.

Por eso, más allá de que no poseamos los conocimientos técnicos sobre quiropraxia, y podamos beneficiarnos al aprender los conceptos fundamentales de esta disciplina, es importante que a su vez realicemos las consultas del caso con los especialistas.

Es decir, los conocimientos adquiridos a través de distintos medios (como por ejemplo, este capítulo) son útiles para tener una idea general de los beneficios de esta práctica, de sus conceptos centrales, así como también de los movimientos y posturas corporales que nos favorecen en nuestra vida cotidiana. Pero cuando se trata de encarar algún cambio más profundo (como el alivio de un dolor persistente, o la modificación de posturas o movimientos generadores de dolor o de patología y que se encuentran arraigados desde hace mucho tiempo) es fundamental que tanto la consulta, como el diagnóstico y la posterior terapéutica se desarrollen bajo las manos y el control de un profesional o un técnico capacitado.

El principio fundamental

El principio fundamental de la quiropraxia se nutre de concepciones antiguas, puesto que hace uso de las concepciones propias de muchas de las corrientes médicas que surgieron a través de la historia. En especial nos referimos a aquellas corrientes médicas o del saber, que consideran que por lo general la enfermedad es una respuesta natural del organismo a una situación anormal. De modo que el concepto fundamental de la quiropraxia, podría expresarse de la siguiente manera:

• lo que debe hacerse desde un punto de vista terapéutico es tratar de mejorar los recursos espontáneos del cuerpo.

No obstante, es fundamental tener en cuenta que no existe parte alguna del organismo a la que no llegue una densa red de fibras nerviosas que parten del cerebro y de la médula espinal y que, constituyendo los nervios craneales y los espinales, salen del cráneo y de la columna vertebral para distribuirse por todos los sectores del organismo. Esto lo hemos desarrollado y constituye la idea fundamental que debemos tener presente a través de nuestro acercamiento a esta disciplina tan apasionante.